知ることからはじめよう
感染症教室

5

データで見る
新型コロナウイルス

監修：小林 寅喆（東邦大学教授）

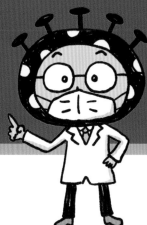
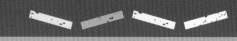

ポプラ社

はじめに

　感染症は、どうしてこわいのでしょうか？　とくに今までにない新しい感染症が流行すると、何が起きているかがわからないまま、さまざまな情報が出回り、人びとの生活は混乱してしまいます。感染症がこわいのは、感染症のことを知らないからです。人は知らないことに関して恐怖を覚えます。その恐怖が人びとをまちがった行動に走らせたり、差別・偏見を生んだりすることがあります。大切なことは感染症のことをよく知って、正しく感染症と向き合うことです。本書は、感染症とは何か、全体像を学び、恐怖を知識に変えるためのシリーズとして企画しました。

　5巻『データで見る新型コロナウイルス』では、1章で世界的大流行（パンデミック）を起こした新型コロナウイルス感染症の流行について、わかりやすく説明しています。2章では、ざまざまに飛び交う情報をいくつかのグラフや図表を組み合わせて分せきし、より理解を深めていく方法を学びます。

　新型コロナウイルス感染症の流行で、感染拡大をふせぎながら日常の生活をしていくという、新しい生活様式が求められるようになりました。みなさんには、感染症の恐怖がおとずれたとき、不確かな情報にまどわされず、冷静に行動できる力を身につけてほしいと願います。また、本シリーズが感染症の学習の手助けとなるだけでなく、今後の人生において、困難を乗りこえていける力となれば、大変うれしく思います。

東邦大学看護学部教授　小林寅喆

登場人物しょうかい

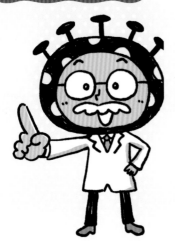

ヨボウ博士

感染症にくわしい博士。病原体をふせぐヨボウシをかぶっている。

ゲンキ、エリ

ヨボウ小学校の5年生。ヨボウ博士のもとで、感染症について勉強している。

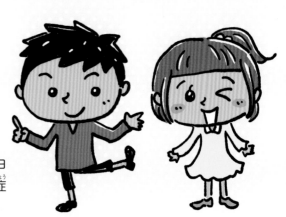

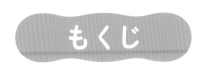

もくじ

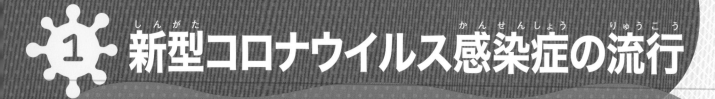

2020年からのパンデミック

新型コロナウイルス感染症の世界的大流行のようすを、写真や図表で見てみましょう。

パンデミックは
中国武漢市から始まった

2019年12月ごろ、中国湖北省武漢（ぶかん）市で原因不明の肺炎が報告されました。患者はあっという間に増えていき、2020年1月には、新型コロナウイルスによる感染症だということがわかりました。

中国から流行が起こった新型コロナウイルス感染症は世界中に広がり、1月30日にWHO（世界保健機関）は、世界各国が緊急に対策を取る必要があると判断し、緊急事態を宣言しました。3月11日には、全世界で感染者数が12万人をこえ、死亡者数が約4,600人となり、WHOのテドロス事務局長がパンデミック（世界的な大流行）の状態にあるとのべました。

しかし、この時はまだ感染者数の3分の2が中国のものでした。その後、2週間ほどで流行の中心がヨーロッパやアメリカへ移っていきました。

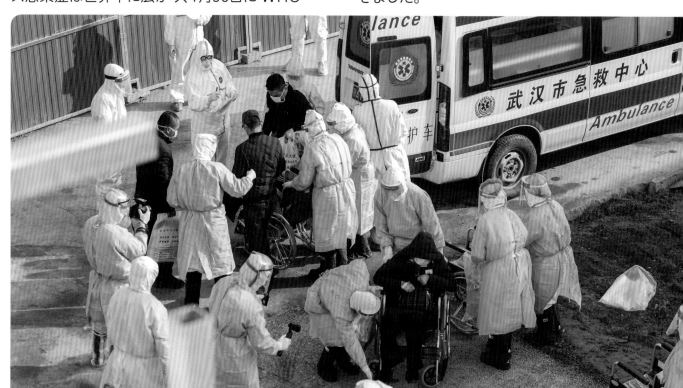

🦠 世界の国ぐにで 緊急事態宣言が出される

感染が広がると、世界の国ぐにで緊急事態宣言が出されました。緊急事態宣言は、自然災害や感染症の大流行など、差しせまった危険がある状態で発令されます。新型コロナウイルス感染症による緊急事態宣言は、食料の買い出しなど、生活に必要なこと以外の外出をひかえてもらい、感染の広がりをふせぐために出されました。

国や地域によって、発令するための元となる法律がちがいます。緊急事態への注意をうながすだけでなく、したがわないと罰金などの罰則をあたえる国や地域もあります。

ヨーロッパで、最初に感染が広がったのはイタリアです。2020年1月末に緊急事態宣言が、3月10日には感染者数が1万人をこえ、「ロックダウン」の命令が出されました。ロックダウンとは、感染者の多い地域から別の地域への移動を制限し、地域を閉ざすことをいいます。

3月に入ると、アメリカでも感染が拡大しました。とくに深刻となったニューヨーク州では、3月7日に緊急事態宣言が出されました。3月22日には、アメリカでの感染者が3万人以上になり、中国の約8万人、イタリアの約6万人についで多い数となりました。ニューヨーク州では、3月22日から州への出入りを制限するロックダウンの命令が出されました。

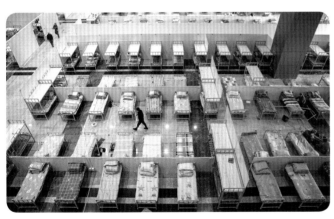

新型コロナウイルス感染症の患者を入れる病院が足りなくなり、武漢市の展示施設に仮設病院が作られた。（2020年2月）

ふだん混雑しているニューヨークの地下鉄も、ロックダウン後は乗客が少なくなった。（2020年3月23日）

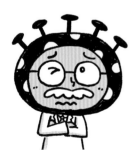

あっという間に世界中に感染が広まったんだ

防護服を着て新型コロナウイルス感染症の患者を専門病院へ運ぶ中国武漢市の医療関係者たち。（2020年2月）

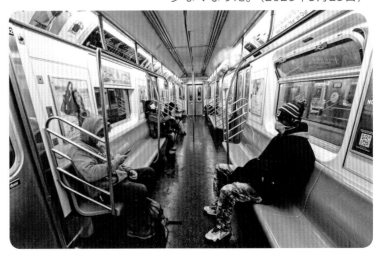

新型コロナウイルス日本上陸

新型コロナウイルス感染症は、どのように日本で広がっていったのでしょうか。

2020年1月から日本でも感染が広がる

日本国内では、2020年1月16日に初めて新型コロナウイルスの感染者が確認されました。中国武漢市に行っていた日本に住む中国人男性です。29日には、新型コロナウイルスが発生した武漢市に住んでいる日本人をチャーター機で帰国させました。帰国時点のPCR検査*では206人の帰国者のうち、陽性者は3人でした。

2月に入ると神奈川県の横浜港に入港している大型クルーズ船のダイヤモンド・プリンセス号の乗客や乗員が感染していることがわかり、船の中に2週間以上とめおかれました。4月15日までに712人の感染と14人の死亡が確認されました。4月には、最初の緊急事態宣言が出されました。

*PCR検査：新型コロナウイルスに感染しているかどうかがわかる検査。

新型コロナウイルス上陸当初の感染拡大の流れ

月　日	おもなできごと
2019年	
12月 ごろ	中国の武漢市で原因不明の肺炎が報告される
2020年	
1月 16日	日本国内で初めて感染者を確認
1月 30日	WHOが世界的な緊急事態を宣言する
2月　3日	ダイヤモンド・プリンセス号が横浜に入港
2月 13日	日本国内で初めて感染者が死亡
2月 27日	安倍首相（当時）が全国の小中高・特別支援学校に臨時休校要請を発表（3月2日から）
3月 11日	WHOが新型コロナウイルス感染症をパンデミックにあたると宣言
3月 24日	東京オリンピック・パラリンピック延期決定
3月 26日	新型コロナウイルスの政府対策本部が設けられる
4月　1日	安倍首相が全世帯に布マスクを配布すると発表 日本医師会が医療危機的状況宣言を発表
4月　7日	7都府県に緊急事態宣言 （東京都、神奈川県、埼玉県、千葉県、大阪府、兵庫県、福岡県）
4月 16日	緊急事態宣言を全都道府県に拡大 13都道府県は特定警戒都道府県に （東京都、神奈川県、埼玉県、千葉県、大阪府、兵庫県、福岡県、北海道、茨城県、石川県、岐阜県、愛知県、京都府）
5月　4日	緊急事態宣言の5月末までの延長を発表
5月 14日	緊急事態宣言を39県で解除
5月 25日	緊急事態宣言を全国で解除

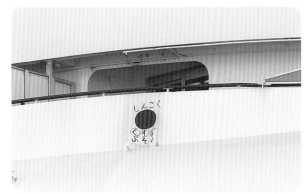

横浜港にとめおかれたダイヤモンド・プリンセス号。

デッキからは「しんこく、くすりぶそく」と書かれた布が下げられている。（2020年2月）

生活様式を一変させた新型コロナウイルス

感染症の原因が新型コロナウイルスとわかり、研究が進むにつれて、だんだんと予防法や治療法がわかってきました。感染してすぐは人にうつす危険はありませんが、発症の2日前くらいから、うつす可能性が高くなります。

感染すると、高齢者などは肺炎を起こしやすくなります。また、飛まつ（せきやくしゃみで飛び散るしぶき）や接触で感染するので、生活に必要のない外出をひかえ、三密（密閉空間・密集場所・密接場面）をさけるように呼びかけられました。

学校では、インターネットを使ったオンライン学習が始まり、職場ではリモートワークという新しい働き方が広まりました。飲食店はお客さんが少なくなってしまったので、テイクアウト（持ち帰り）を始めるところが増えました。買い物は現金をやりとりするのではなく、電子マネーを活用し、ほかの人との接触の機会や時間を減らすようになりました。

人と人とのきょりを2m程度保つ「ソーシャルディスタンス」が呼びかけられ、人との接触が制限されることで、生活のしかたが大きく変わっていきました。

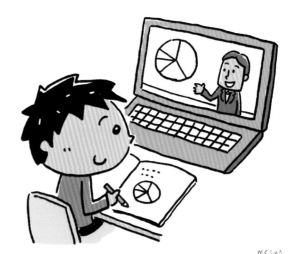

学校でもオンライン学習が取り入れられた。

新型コロナウイルス 症状の経過

せんぷく期間*	かぜの症状（感染者の約80％の人）	呼吸困難などの症状	人工呼吸管理などが必要
(5〜6日程度。最大14日)	（7日程度）	（感染者の約20％の人）（10日程度）	（感染者の約5％の人）

0	6（日）		
感染	発症		
	0（日）	7（日）	10（日）

うつしやすい期間（発症2日前〜10日後）

② グラフや図表で考えよう

データを分せきしてみよう

グラフや図表を使って、新型コロナウイルス感染症の情報を見てみましょう。

新型コロナウイルス感染症をデータで調べてみよう

データを使って何かを調べるときに、データを集めただけでは、そこから知りたい情報を読み解くことはできません。グラフや表、図を作るなどして、情報を読み解く力が必要になります。

データを使って問題を解決する方法として、右の5つをくり返して行う手順があります。それぞれの英語の頭文字を取って「PPDACサイクル」といいます。

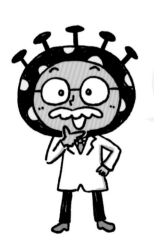

必ずしも
「PPDAC」の順でなく、
とちゅうで計画を
立て直したり、
データを集め直したり
してもいいんだよ

「PPDACサイクル」の進め方

Problem：問題を設定する

結論の予想を立てて、何を問題にするかを具体的に決める。

Plan：計画を立てる

問題を解決するために、必要なデータは何かを考える。

Data：データを集める

本やウェブサイト、アンケートなどを使い、必要なデータを集計する。

Analysis：分せきする

集めたデータから表やグラフを作り、何が読み取れるかを考える。

Conclusion：結論を出す

分せきしたことから結論（わかったこと）を出す。

「PPDACサイクル」を使って、実際に新型コロナウイルス感染症の流行について調べてみましょう。結論が出たら、一度ふり返ってみてください。さらなる発見や疑問を見つけたら、もう一度「問題を設定する（P）」にもどりましょう。テーマについてより深く理解できます。

新型コロナウイルス感染症について、データを使って調べた例をしょうかいするよ

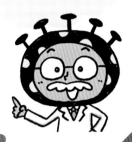

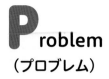

Problem
（プロブレム）

問題を設定する

「なぜ2020年4月に
日本で緊急事態宣言が
出されたのか」を
問題にすることにした。

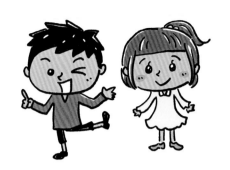

Conclusion
（コンクルージョン）

結論を出す

少しずつ感染者が増えていたが、
2020年4月に感染者数が急激に
増えてきたことで、最初の
緊急事態宣言が出された。

さらに調べてみよう
「1日あたりの新規感染者数の推移」はどうなっていたのか？ という新たな疑問が見つかったので、さらにグラフを作って調べることにした。

Plan
（プラン）

計画を立てる

日本の感染者数の推移
（2020年1月～5月）を
厚生労働省のウェブサイトで
調べる計画を立てた。

Analysis
（アナリシス）

分せきする

集めたデータから
折れ線グラフを作り、何が
読み取れるかを考える。

Data
（データ）

データを集める

厚生労働省の
ウェブサイトで
データを集める。

実際に、新型コロナウイルス感染症のデータを使って分せきをしてみよう！

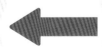 次のページから

流行初期の日本の感染者数

新型コロナウイルス感染症が流行し、日本では2020年4月7日に最初の緊急事態宣言が出されました。なぜ、緊急事態宣言が出されたのか、流行初期の感染者数のグラフを見て考えてみましょう。

数値の変化に注目！

右のグラフは、日本の感染者数の総数を折れ線グラフにしたものです。

1月から少しずつ増加し、3月21日には1,000人をこえました。4月になるとグラフのかたむきが急になり、急激に感染者数が増えたのがわかります。緊急事態宣言が出され、5月に入ると増え方がゆるやかになっていきました。

ただし、PCR検査の体制が整ってきて、だんだん検査できる数が増えていったことは、考えに入れておきましょう。

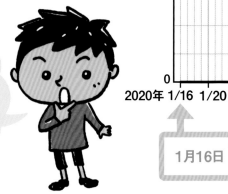

5月はグラフのかたむきがゆるやかになっているね

（人）

20,000

15,000

10,000

5,000

0

2月27日 公立の小中高・特別支援学校への臨時休校要請を発表

195

2020年 1/16 1/20　2/1　2/10　2/20　3/1　3/

1月16日 日本初の感染者

日本の感染者数の推移（総数）

出典：厚生労働省ウェブサイト「新型コロナウイルス感染症について」より作成
（2020年7月14日利用）※ 空港検疫で確認された数値はのぞく。

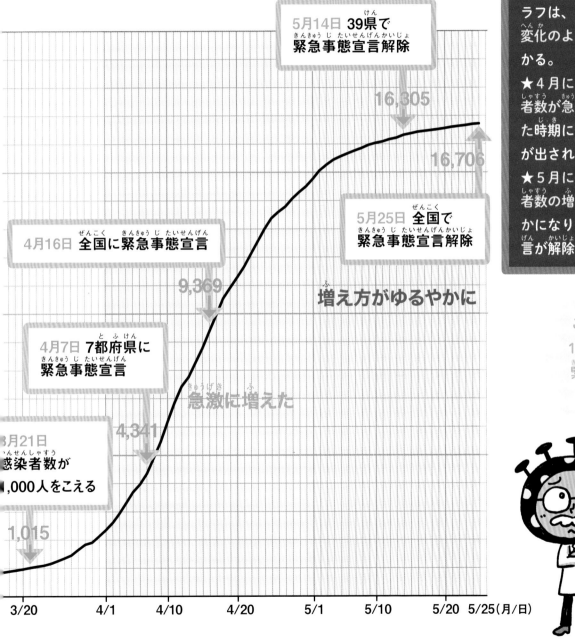

5月14日 **39県で**
緊急事態宣言解除

16,305

16,706

4月16日 **全国に緊急事態宣言**

5月25日 **全国で**
緊急事態宣言解除

9,369

増え方がゆるやかに

4月7日 **7都府県に**
緊急事態宣言

急激に増えた

3月21日
感染者数が
〇,000人をこえる

4,341

1,015

3/20　4/1　4/10　4/20　5/1　5/10　5/20　5/25(月/日)

分せき・結論

★感染者数の総数のグラフは、全体の数値の変化のようすがよくわかる。

★4月になって、感染者数が急激に増えてきた時期に緊急事態宣言が出された。

★5月になって、感染者数の増え方がゆるやかになり、緊急事態宣言が解除された。

この後、2021年1月には、2回目の緊急事態宣言が出されたよ

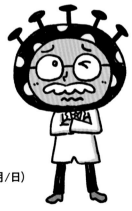

さらに！

1日あたりの新規感染者数を表すグラフも作ってみましょう。グラフにはどんなちがいが出てくるでしょうか。

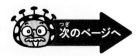
次のページへ

🦠 新規感染者の増減がわかる

右は、1日あたりの新規感染者数の推移を表した折れ線グラフです。10ページの総数のグラフとはちがい、4月10日を頂点とした山形になっています。また、土曜・日曜・祝日（ピンクの線）の次の日に、数値が大きく下がっているのがわかります。これは、土曜の午後と日曜・祝日を休みにしている医療機関が多いので、検査数が少ないからだと考えられます。

感染が確認されるのは、感染してから10日から2週間後が多いといわれています。グラフの黄色と水色の部分は、それぞれ7都府県と全国に緊急事態宣言が出された10日後以降の数値です。このころから新規感染者数が大きく減ってきていることがわかります。

4月10日に708人になったけど4月17日に575人4月26日に221人に減ったね

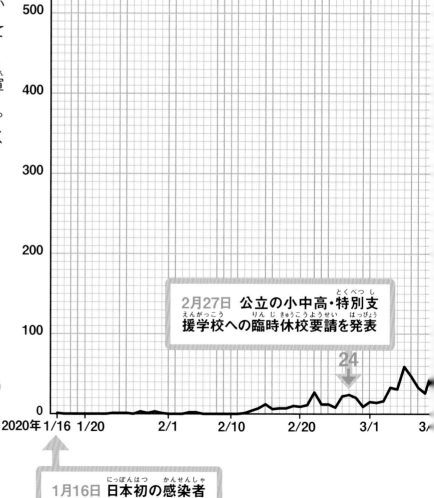

======== 土曜・日曜・祝日

☐ 7都府県の緊急事態宣言から10日後以降

⬜ 全国の緊急事態宣言から10日後以降

（人）

2月27日 公立の小中高・特別支援学校への臨時休校要請を発表

24

2020年 1/16 1/20　　2/1　　2/10　　2/20　　3/1　　3/

1月16日 日本初の感染者

日本の新規感染者数の推移

出典：厚生労働省ウェブサイト「新型コロナウイルス感染症について」より作成
（2020年7月14日利用）※ 空港検疫で確認された数値はのぞく。

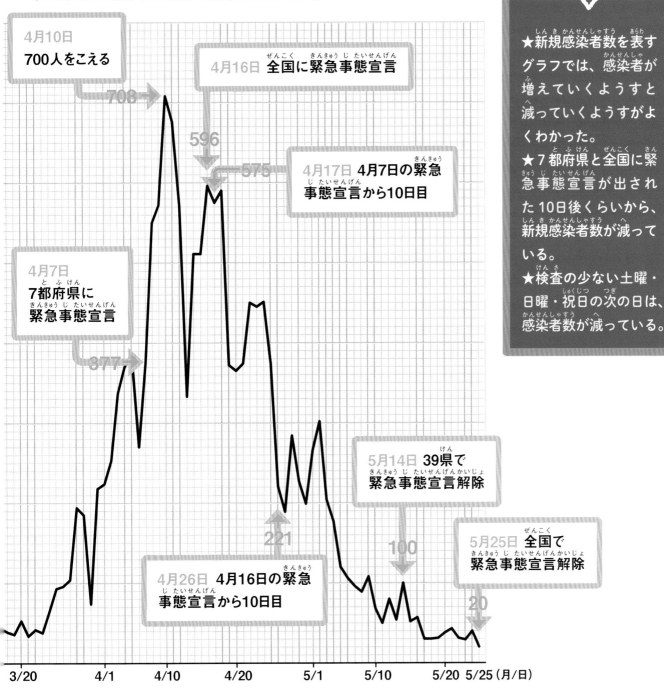

4月10日
700人をこえる

4月16日 全国に緊急事態宣言

708

596

575

4月17日 4月7日の緊急
事態宣言から10日目

4月7日
7都府県に
緊急事態宣言

377

5月14日 39県で
緊急事態宣言解除

221

100

4月26日 4月16日の緊急
事態宣言から10日目

5月25日 全国で
緊急事態宣言解除

20

3/20　　4/1　　4/10　　4/20　　5/1　　5/10　　5/20 5/25（月/日）

分せき・結論

★新規感染者数を表すグラフでは、感染者が増えていくようすと減っていくようすがよくわかった。

★7都府県と全国に緊急事態宣言が出された10日後くらいから、新規感染者数が減っている。

★検査の少ない土曜・日曜・祝日の次の日は、感染者数が減っている。

発展！

第2波が起こった2020年8月前後や、2回目の緊急事態宣言が出された2021年1月以降など、2020年5月以降の新規感染者数を調べてくらべてみましょう。

日本初の緊急事態宣言

2020年4月7日には、7都府県に1回目の緊急事態宣言が出されました。7都府県は、ほかの県よりも感染者数が多かったのでしょうか。

選ばれた基準は？

日本で初めて緊急事態宣言が出された7都府県は、埼玉県、千葉県、東京都、神奈川県、大阪府、兵庫県、福岡県です。右の棒グラフは、1月16日から4月7日までの都道府県別の新型コロナウイルスの感染者の総数を表しています。

人数が多い順だと、東京都、大阪府、千葉県、神奈川県、愛知県、兵庫県、埼玉県となります。愛知県より感染者数が少ない兵庫県や埼玉県が選ばれたのは、感染者数が多い東京都や大阪府と人の行き来が激しい県だからと考えられます。

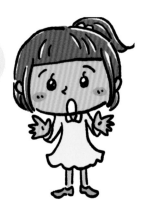

感染者の多い順から7都府県を選んだわけではないんだね

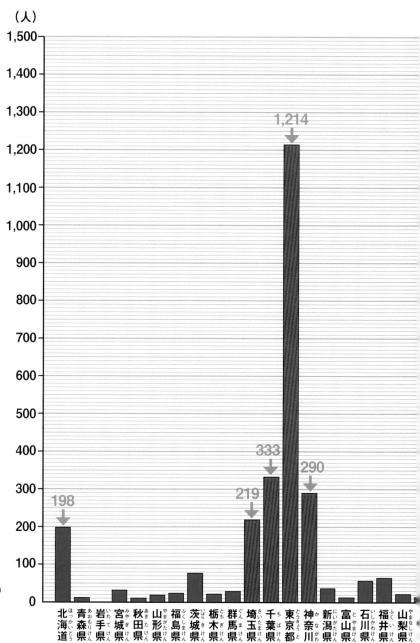

（人）

- 北海道 198
- 埼玉県 219
- 千葉県 333
- 東京都 1,214
- 神奈川県 290

14

都道府県の感染者の総数

出典：各都道府県ウェブサイトより作成（2021年1月11日利用）
※数値は2020年1月16日〜4月7日の感染者の総数。ただし、ダイヤモンド・プリンセス号の数値はのぞく。

凡例：
■（斜線） 緊急事態宣言が出された7都府県
■ そのほか

グラフの数値：
260（愛知県）
145（京都府）
481（大阪府）
229（兵庫県）
199（福岡県）

都道府県の並び：
静岡県・愛知県・三重県・滋賀県・京都府・大阪府・兵庫県・奈良県・和歌山県・鳥取県・島根県・岡山県・広島県・山口県・徳島県・香川県・愛媛県・高知県・福岡県・佐賀県・長崎県・熊本県・大分県・宮崎県・鹿児島県・沖縄県

分せき・結論

★緊急事態宣言が出された7都府県は、感染者数が多い都府県の順ではなかった。
★5位の愛知県より感染者数が少ない、埼玉県や兵庫県が選ばれたのは、東京都や大阪府との人の行き来が多い県というのが、理由として考えられる。

東京都の感染者数は福岡県の約6倍もあるね！

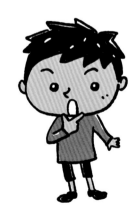

さらに！

日本で初めて緊急事態宣言が出された7都府県の1日あたりの新規感染者数の推移を表すグラフを見てみましょう。

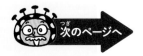次のページへ

新規感染者数の推移は？

　右は、2020年4月7日に緊急事態宣言が出された埼玉県、千葉県、東京都、神奈川県、大阪府、兵庫県、福岡県の1日あたりの新規感染者数の推移を表す折れ線グラフです。

　4月7日までの数値を見ると、変化がいちばん大きいのは東京都で、4月4日には100人をこえました。3月末ごろに大阪府の数値が高くなり始め、3月28日に千葉県の数値が一時的に高くなりました。

　4月7日時点で、7都府県の感染者数がいっせいに急増していたわけではありませんでした。しかし、3月末ごろから大都市と人の行き来の多い埼玉県、千葉県、神奈川県、兵庫県だけでなく、福岡県の数値も高くなりはじめているのがわかります。緊急事態宣言が出された10日後くらいから、7都府県ともにだんだんと数値は下がっていきました。

3月末ごろから
新規感染者数が
だんだんと
増えてきたね

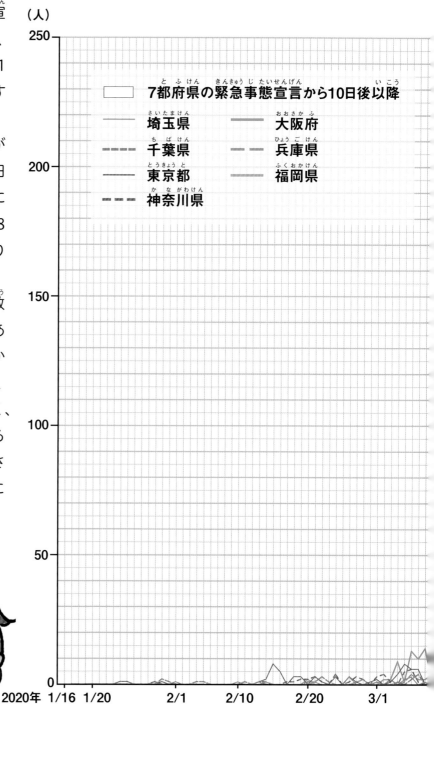

（人）

| 7都府県の緊急事態宣言から10日後以降 |
埼玉県	大阪府
千葉県	兵庫県
東京都	福岡県
神奈川県	

250

200

150

100

50

0

2020年　1/16　1/20　　　2/1　　2/10　　2/20　　3/1

7都府県の新規感染者数の推移

出典：各都道府県ウェブサイトより作成（2021年1月11日利用）
※ダイヤモンド・プリンセス号の数値はのぞく。

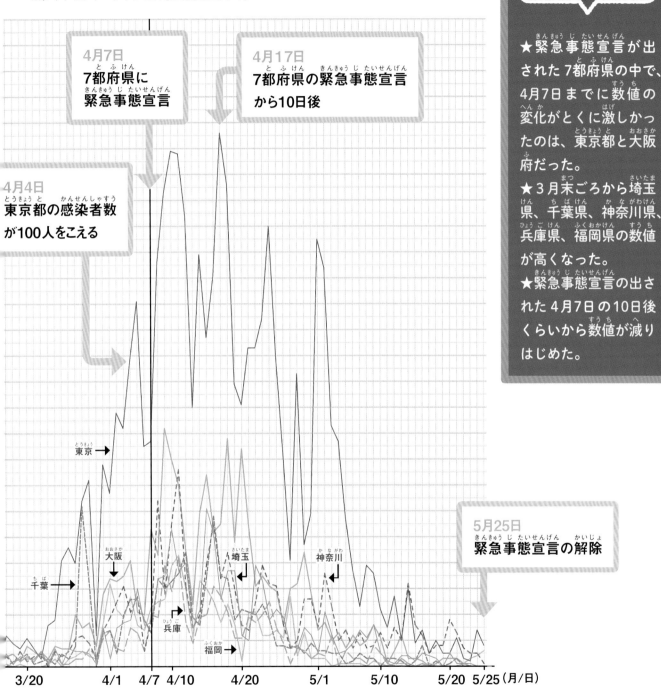

4月7日
7都府県に
緊急事態宣言

4月17日
7都府県の緊急事態宣言
から10日後

4月4日
東京都の感染者数
が100人をこえる

東京 →
大阪
千葉 →
兵庫
福岡 →
埼玉
神奈川

5月25日
緊急事態宣言の解除

3/20　4/1　4/7　4/10　4/20　5/1　5/10　5/20 5/25（月/日）

分せき・結論

★緊急事態宣言が出された7都府県の中で、4月7日までに数値の変化がとくに激しかったのは、東京都と大阪府だった。
★3月末ごろから埼玉県、千葉県、神奈川県、兵庫県、福岡県の数値が高くなった。
★緊急事態宣言の出された4月7日の10日後くらいから数値が減りはじめた。

発展！

2020年度の都道府県別の感染者数（総数）を調べてみましょう。上位の都道府県は、4月7日時点のものと変わったでしょうか。

17

世界での感染の広がり

中国で流行が起こった新型コロナウイルス感染症は、どのように世界に広がっていったのでしょうか。流行初期の世界の国の感染者数のグラフを見てみましょう。

数値と割合で見る

2020年2～5月までの感染者数の数値を見て、感染者数が多かった国をくらべてみましょう。表を見ると2月は感染者のほとんどが中国でしたが、3月以降アメリカやヨーロッパ、ブラジル、ロシア、インドで感染者数が増えたのがわかります。

円グラフで国別の割合を見ると、2月は中国、3月はアメリカやヨーロッパ、4月はとくにアメリカが大きく、5月にブラジルが大きくなったのがわかります。

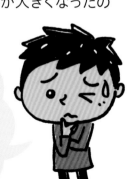

3～5月の
2か月でブラジルの
感染者数が
100倍以上に
なっているね

2020年2月

順位	国名	感染者数
1位	中国	79,355
2位	韓国	2,931
3位	イタリア	888
4位	日本	230
5位	アメリカ	66
6位	フランス	57
7位	ドイツ	57
8位	イギリス	30
9位	オーストラリア	25
10位	カナダ	16

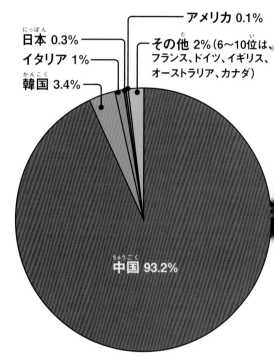

アメリカ 0.1%
日本 0.3%
イタリア 1%
韓国 3.4%
その他 2%（6～10位は、フランス、ドイツ、イギリス、オーストラリア、カナダ）
中国 93.2%

2020年3月

順位	国名	感染者数
1位	アメリカ	164,620
2位	イタリア	101,739
3位	中国	82,241
4位	ドイツ	61,913
5位	フランス	44,550
6位	イギリス	29,681
7位	トルコ	10,827
8位	韓国	9,786
9位	カナダ	7,424
10位	ブラジル	4,579

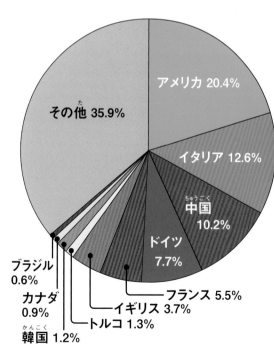

アメリカ 20.4%
その他 35.9%
イタリア 12.6%
中国 10.2%
ドイツ 7.7%
ブラジル 0.6%
カナダ 0.9%
韓国 1.2%
トルコ 1.3%
イギリス 3.7%
フランス 5.5%

国別の感染者数の順位と割合

出典：札幌医大フロンティア研ゲノム医科学ウェブサイトより作成（2020年8月17日利用）
※ 数値は月末の人数。ただし中国は無症状者を感染者にふくめていない。

2020年4月

順位	国名	感染者数
1位	アメリカ	1,039,909
2位	イタリア	203,591
3位	イギリス	167,150
4位	ドイツ	159,119
5位	フランス	128,442
6位	トルコ	117,589
7位	ロシア	99,399
8位	中国	83,944
9位	ブラジル	78,162
10位	カナダ	51,587

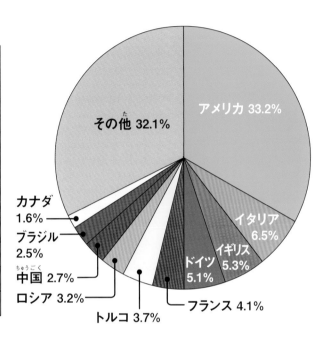

アメリカ 33.2%
その他 32.1%
イタリア 6.5%
イギリス 5.3%
ドイツ 5.1%
フランス 4.1%
トルコ 3.7%
ロシア 3.2%
中国 2.7%
ブラジル 2.5%
カナダ 1.6%

2020年5月

順位	国名	感染者数
1位	アメリカ	1,770,384
2位	ブラジル	498,440
3位	ロシア	396,575
4位	イギリス	254,390
5位	イタリア	232,664
6位	インド	182,143
7位	ドイツ	181,482
8位	トルコ	163,103
9位	フランス	151,496
10位	カナダ	90,179

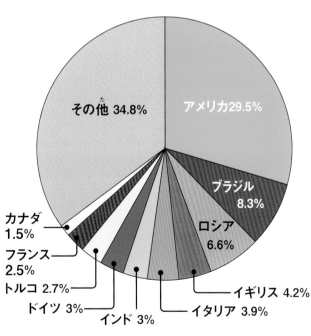

その他 34.8%
アメリカ29.5%
ブラジル 8.3%
ロシア 6.6%
イギリス 4.2%
イタリア 3.9%
インド 3%
ドイツ 3%
トルコ 2.7%
フランス 2.5%
カナダ 1.5%

分せき・結論

★2月は感染者のほとんどが中国だった。
★3月以降アメリカやヨーロッパ、ブラジル、ロシア、インドで感染者数が増えた。
★感染者数の国別の割合では、4月はとくにアメリカが、5月はブラジルが大きくなった。

5月には
もう中国は
10位以内に入って
いないんだね

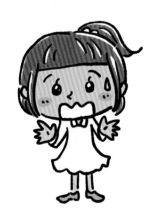

さらに！

2020年2〜5月の感染者数上位10位までの国の位置関係を、世界地図で確認してみましょう。どんなことが読み取れるでしょうか？

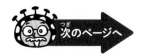次のページへ

感染拡大の道筋

下の世界地図は、18〜19ページの2020年2〜5月の感染者数上位10位までの国を、順位別に色で区別したものです。2月の地図を見てみると、中国に近い韓国や日本、そして、中国がさかんに貿易を行っていたルートにあるヨーロッパの国、そしてアメリカが感染者数上位10位までに入っていました。3〜5月は、上位10位までにブラジルやロシア、インドが入りました。そして、5月になると、中国での流行が落ち着き、上位10位からぬけました。

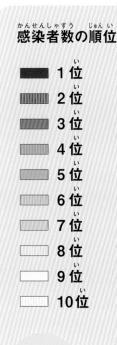

感染者数の順位

- 1位
- 2位
- 3位
- 4位
- 5位
- 6位
- 7位
- 8位
- 9位
- 10位

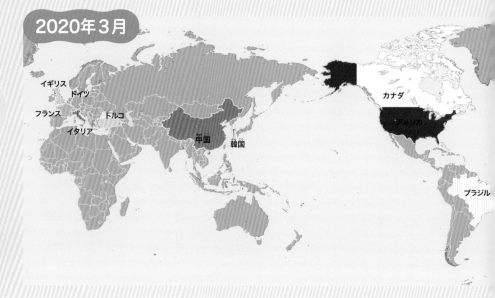

2020年2月

イギリス
ドイツ
フランス
イタリア
中国
韓国
日本
カナダ
アメリカ
オーストラリア

―― 中国が貿易で使っている道（交易路）

2020年3月

イギリス
ドイツ
フランス
イタリア
トルコ
中国
韓国
カナダ
アメリカ
ブラジル

2月の地図を見ると、中国が貿易で使っている道で、ウイルスも運ばれたと考えられるね

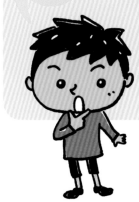

感染者数の多い国の推移

出典：札幌医大フロンティア研ゲノム医科学ウェブサイトより作成（2020年8月17日利用）
※ 数値は月末の人数。ただし中国は無症状者を感染者にふくめていない。

分せき・結論

★ 2月は中国に近い韓国や日本、中国と貿易をさかんに行う国に感染者数が上位10位の国が多い。
★ 3月以降、感染者数上位10位までの国に、ブラジル、ロシア、インドが入った。
★ 5月に中国は流行が落ち着き、上位10位からぬけた。

2020年4月

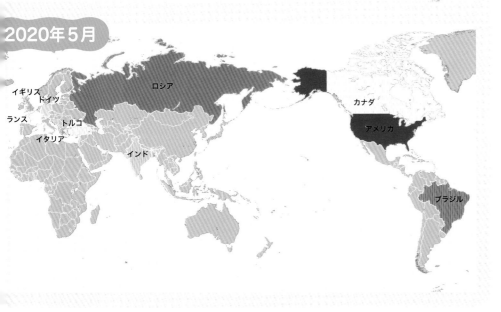

2020年5月

地図で
色分けすると
わかりやすいね

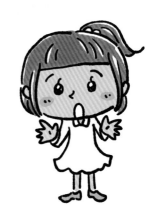

発展！ 新型コロナウイルス感染症と同じように、中国の交易路を通して流行が広がったペストの歴史（2巻5、13ページ）を調べてみましょう。

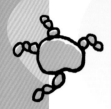

スペインかぜから学ぶ 緊急事態宣言

生活や経済活動の制限のタイミング

　新型コロナウイルス感染症の流行で、日本では2020年4月に最初の緊急事態宣言が出されました。人びとの生活や経済活動を制限する対応は、1918年ごろに世界的流行を起こしたスペインかぜのときにも海外で行われました。

　右ページの折れ線グラフは、アメリカの都市、フィラデルフィアとセントルイスで、スペインかぜによる人口10万人あたりの死亡率の増減をくらべたものです。フィラデルフィアでは死亡率の数値が急激に高くなった10月3日から、映画館、学校、会議場などを閉鎖し、人びとの行動の制限が開始されました。一方、セントルイスでは、死亡率がまだ低い10月5日から、集会や行動を制限しました。

　その結果、セントルイスでは、フィラデルフィアより、死亡率の数値のピークを2か月近くおくらせ、ピーク時の死亡率もフィラデルフィアの4分の1以下にすることができました。このことから、感染の拡大をおさえ、死亡率を下げるために人びとの行動を制限するにはタイミングが大切であり、早い対応が必要だと考えられるようになりました。

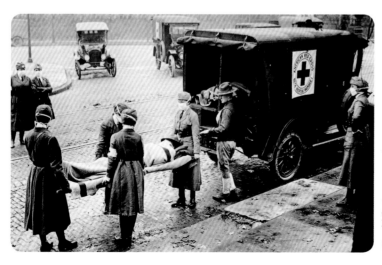

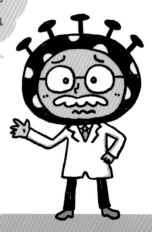

ピーク時の死亡率の数値がかなりちがうね

1918年のアメリカのセントルイス。赤十字の救急車で感染者を運ぶようす。

スペインかぜでの死亡率

出典：Public Health Reports（アメリカ疾病予防管理センターによる概算）
※人口10万人あたりのスペインかぜによる死亡者数を、流行が起こった1918年より前の1910〜1916年の7年間の平均とくらべてどのくらい増えたかを表した、人口10万人あたりの死亡率。ただし、一部肺炎の患者をふくむ。

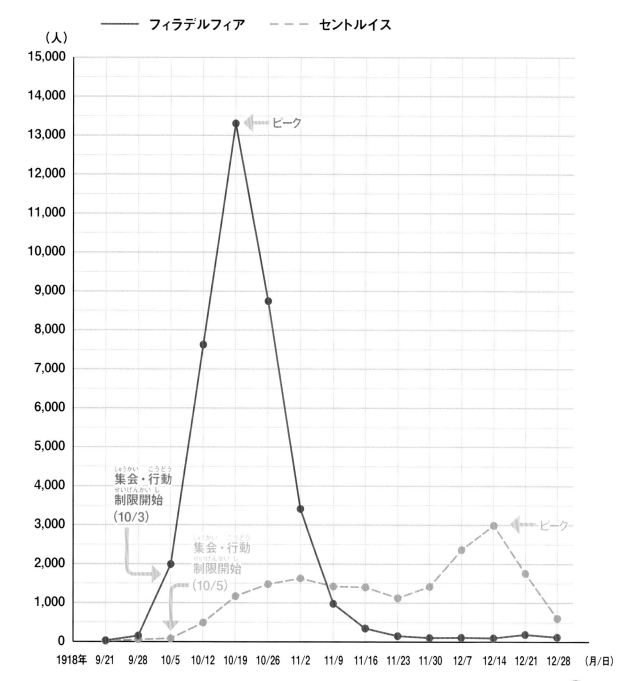

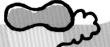

重症化と年齢

新型コロナウイルス感染症は、発症しても軽い症状ですむ人もいますが、重症化し死亡する人もいます。年齢によって症状の重さは変わるのでしょうか。

高齢者に死亡者が多い

右は、年代別の感染者数と死亡者数を表した棒グラフです。

感染者数がいちばん多いのは20代で、60代以上ではそれぞれの年代で感染者数は20代の半分以下でした。

一方、死亡者数は、年齢が高くなるとともに多くなり、80代以上がいちばん多くなっています。感染者数が多ければ、死亡者数も多くなるわけではありませんでした。年齢が高くなるほど、重症化して死亡する可能性が高くなると考えられます。

死亡者数は
年齢が高くなるほど
多くなるんだね

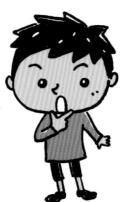

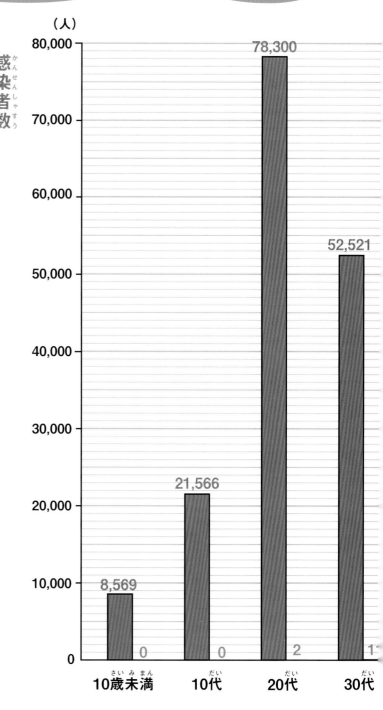

（人）

感染者数

	10歳未満	10代	20代	30代
感染者数	8,569	21,566	78,300	52,521
死亡者数	0	0	2	1

年代別感染者数・死亡者数

出典：東洋経済オンライン「新型コロナウイルス 国内感染の状況」（制作：荻原和樹）より作成
※ 数値は2020年1月16日〜2021年1月20日。

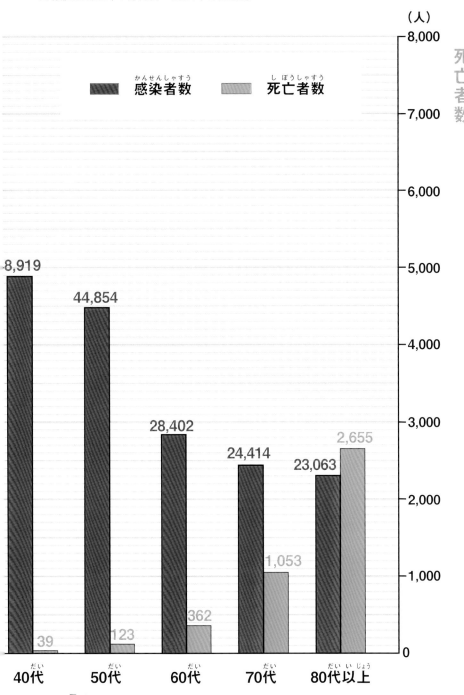

（人）

死亡者数

- 感染者数
- 死亡者数

40代	50代	60代	70代	80代以上
8,919	44,854	28,402	24,414	23,063
39	123	362	1,053	2,655

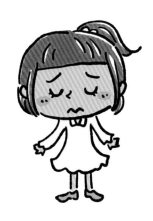

分せき・結論

★感染者数が多い年代に、死亡者数が多いわけではないことがわかった。
★感染者の死亡者数がいちばん多かったのは80代以上だった。年齢が高くなるほど死亡する可能性が高くなることがわかった。

80代以上の
感染者の死亡者数は
60代の7倍以上も
あるんだね

さらに！

新型コロナウイルス感染症が発症して、重症化したり死亡したりする
割合は、年代ごとにどのくらいなのでしょうか。

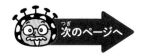

次のページへ

高齢者はより注意が必要

　右の棒グラフは、年代別に感染者に対して重症者と死亡者の割合がどのくらいなのかを表したものです。

　30代以下では、それぞれの年代で重症者と死亡者の割合が 0% でした。40代以上で重症者と死亡者の割合をくらべると、死亡者の割合のほうが重症者より大きくなっています。重症者の割合がいちばん大きいのは70代でした。死亡者の割合がいちばん大きいのは80代以上で、70代の数値の倍以上ありました。これらのことから高齢になるほど、重症化して死亡する可能性が高く、感染の予防がより重要になることがわかります。

高齢者が
感染しないように
するためには、まわりの人も
気をつけないとね!

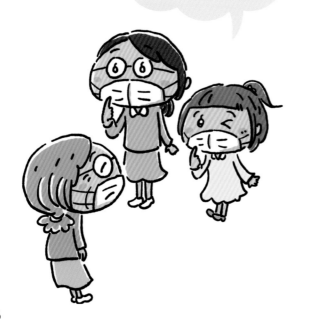

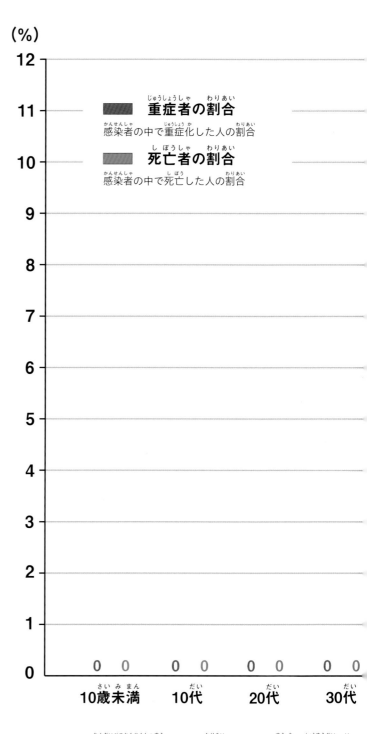

(%)

重症者の割合
感染者の中で重症化した人の割合

死亡者の割合
感染者の中で死亡した人の割合

	10歳未満		10代		20代		30代	
	0	0	0	0	0	0	0	0

※それぞれ年代別感染者数における割合。ただし、数値は小数第2位で四捨五入している。

年代別重症者と死亡者の割合

出典：東洋経済オンライン「新型コロナウイルス 国内感染の状況」(制作：荻原和樹)より作成
※ 数値は2020年1月16日〜2021年1月20日。

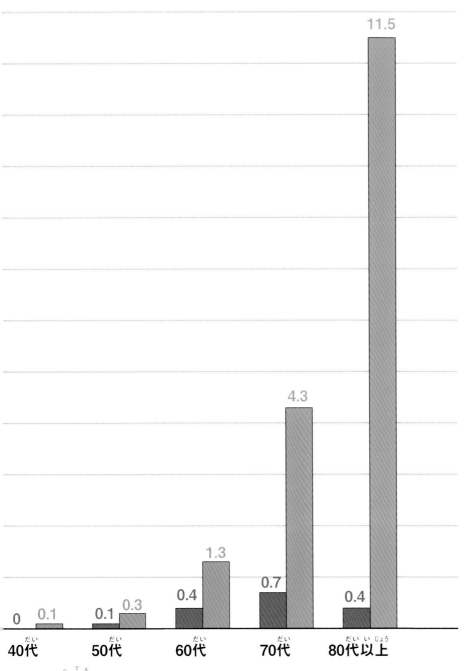

	40代	50代	60代	70代	80代以上
重症者	0	0.1	0.4	0.7	0.4
死亡者	0.1	0.3	1.3	4.3	11.5

分せき・結論

★ 30代以下では、重症者と死亡者の割合が両方とも0%だった。
★ 40代以上では、重症者より死亡者の割合が大きかった。
★ 重症者の割合は70代、死亡者の割合は80代以上がいちばん大きかった。高齢になるほど、重症化して死亡する可能性が高くなることがわかった。

80代以上の
死亡者の割合は
だんとつに
大きいね

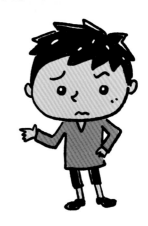

発展！

高齢者が感染しないようにするために、若い人たちにできることは何か考えてみましょう。

検査と症状

感染症の流行をふせぐためには、検査や検疫*が大切です。検査や検疫で感染がわかった人たちには、どのような症状があったのでしょうか。

🦠 クルーズ船での実態は?

2020年2月3日、横浜港でクルーズ船ダイヤモンド・プリンセス号に、新型コロナウイルスの感染者が確認されました。船は港にとめおかれ、検疫を受けました。右は、乗員・乗客の感染者が多く運ばれた自衛隊中央病院のデータです。

円グラフからは、無症状の人と軽症の人が多く、7割以上をしめていたのがわかります。重症者は3割近くいました。帯グラフからは、新型コロナウイルス感染症は、発熱とせきがとくちょう的な症状であり、時間がたつと、せき、呼吸困難、全身のだるさなどの症状が出る人が増えることが読み取れます。

症状の程度の割合
（ダイヤモンド・プリンセス号）

出典：自衛隊中央病院ウェブサイト「新型コロナウイルス感染症（COVID-19）について」より作成（2020年10月31日利用）
※ダイヤモンド・プリンセス号から入院した104人のデータ。

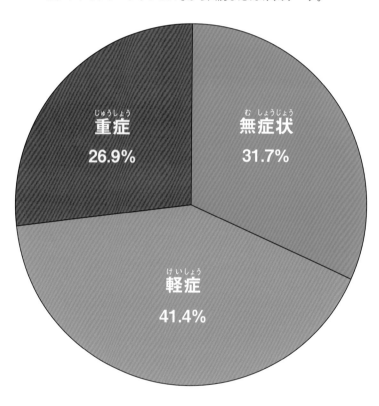

重症 26.9%
無症状 31.7%
軽症 41.4%

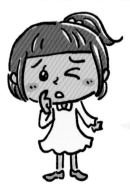

重症の人が3割近くいるのは乗客に高齢の人が多かったから?

年齢は、乗員が30〜50代中心で、乗客は70代が中心だったよ

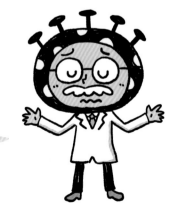

＊検疫：国外から病原体が入るのをふせぐために、検査などをすること。

患者の症状別の割合 (ダイヤモンド・プリンセス号)

出典：自衛隊中央病院ウェブサイト「新型コロナウイルス感染症（COVID-19）について」より作成（2020年10月31日利用）※ダイヤモンド・プリンセス号から入院した104人のデータ。

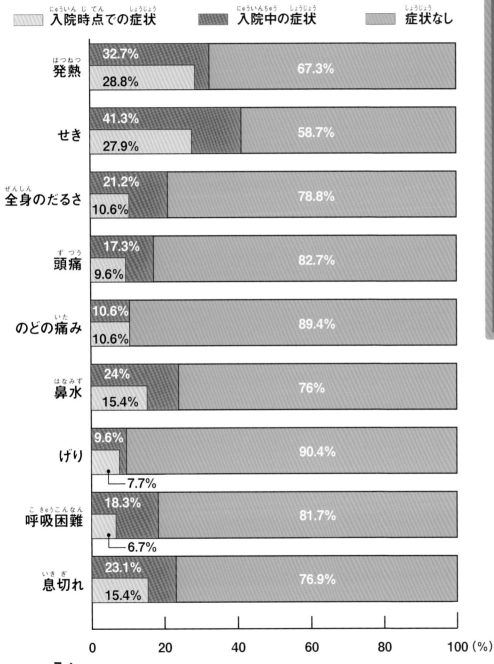

凡例：
- 入院時点での症状
- 入院中の症状
- 症状なし

発熱
- 32.7%
- 28.8%
- 67.3%

せき
- 41.3%
- 27.9%
- 58.7%

全身のだるさ
- 21.2%
- 10.6%
- 78.8%

頭痛
- 17.3%
- 9.6%
- 82.7%

のどの痛み
- 10.6%
- 10.6%
- 89.4%

鼻水
- 24%
- 15.4%
- 76%

げり
- 9.6%
- 7.7%
- 90.4%

呼吸困難
- 18.3%
- 6.7%
- 81.7%

息切れ
- 23.1%
- 15.4%
- 76.9%

（横軸：0 20 40 60 80 100 (%)）

分せき・結論

★ダイヤモンド・プリンセス号の感染者は、無症状と軽症の人が7割以上いた。重症者が3割近くいるのは、高齢者が多かったからと考えられる。

★新型コロナウイルス感染症は、発熱とせきがとくちょう的な症状。時間がたつと、せきや呼吸困難、全身のだるさなどの症状が出てくる人が増えた。

入院した時にせきの症状がある人は27.9%だったのに、時間がたつと41.3%になったんだね

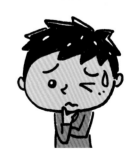

さらに！

検疫では、国内に病原体が入るのをふせぐために検査をしますが、国内ではどのように検査が進んできたのか、データを見てみましょう。

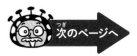
次のページへ

感染を発見する検査

右の折れ線グラフは、新型コロナウイルス感染症が流行しはじめたころの韓国と日本の検査数を表す折れ線グラフです。国によって人口がちがうので、人口1,000人あたりの検査数の数値になっています。

韓国は、国内で感染者が出た1か月後に検査数が急激に増えました。日本の検査数が増えたのは4月になってからです。日本と韓国でくらべると、全体的にも韓国のほうがかなり検査数が多いのがわかります。

感染の拡大をふせぐためには、感染した人を早く見つけて、感染していない人からはなし、治療することが大切です。しかし、検査の体制が整っていないと、多くの人に検査を行うことはできません。韓国は検査の体制ができていて、早く対応できたのだと考えられます。

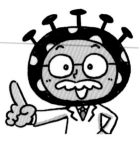

下のグラフは、現在感染しているかがわかるPCR検査のデータだよ

韓国は感染が起こって早い段階で検査を始められたんだね

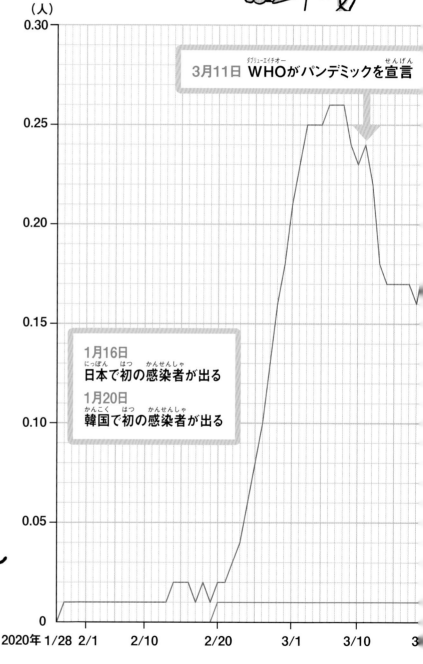

（人）

3月11日 WHOがパンデミックを宣言

1月16日
日本で初の感染者が出る

1月20日
韓国で初の感染者が出る

0.30
0.25
0.20
0.15
0.10
0.05
0

2020年 1/28　2/1　2/10　2/20　3/1　3/10　3

出典：Our World in Data ウェブサイト（オックスフォード大学を拠点とする研究チームによるデータ）より作成（2021年1月10日利用）

日本と韓国、人口1,000人あたりの検査数

※人口1,000人あたりの検査数とは、人口1,000人に対して何人の検査をしたかということを表している。

―――― 韓国の検査数　　　―――― 日本の検査数

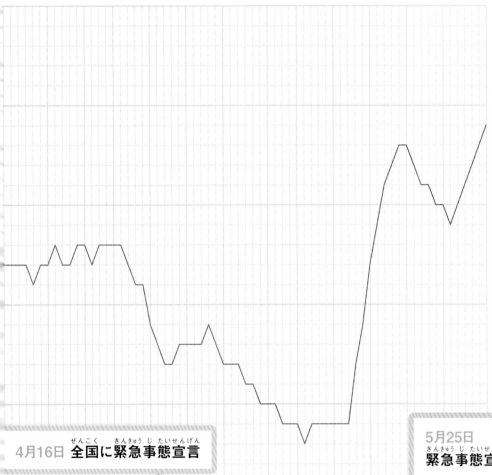

4月16日 全国に緊急事態宣言

5月25日 緊急事態宣言の解除

4/1　4/10　4/20　5/1　5/10　5/20　5/31（月/日）

分せき・結論

★韓国は、国内で感染者が出た1か月後に検査数が急激に増えた。
★日本は韓国と同じ時期に国内で感染者が出たが、検査数が増えたのは4月に入ってからだった。
★日本と韓国で人口1,000人あたりの検査数をくらべると、韓国のほうがかなり多い。韓国は検査体制が整っていたことがわかる。

発展！ 韓国の検査体制がどうして整っていたのかを（2巻29ページ「MERS」）調べてみましょう。

ソーシャルディスタンスの対策

　新型コロナウイルス感染症は、飛まつで感染するので、ソーシャルディスタンスを保ち、人との接触を最低7割、極力8割減らすように呼びかけられました。対策の効果はどういう予測だったのでしょう。

🦠 計算で出した8割

　8割という数値は、クラスター対策班の北海道大学の西浦博教授たちが、さまざまなデータから計算した新規感染者数の予測データから出たものです。右の折れ線グラフを見てみましょう。

　人との接触を4割、6割、8割と段階的に減らした場合、1日あたりの新規感染者数は7日間増え続け、100人を下回るには約39日間かかります。しかし、短期で8割減らした場合は、約15日間で100人を下回ります。一気に8割減らしたほうが、早く新規感染者数を減少させることができると予想されます。

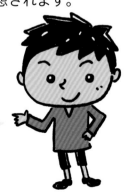

早く感染者数を少なくするために人との接触を8割減らそうと呼びかけたんだね

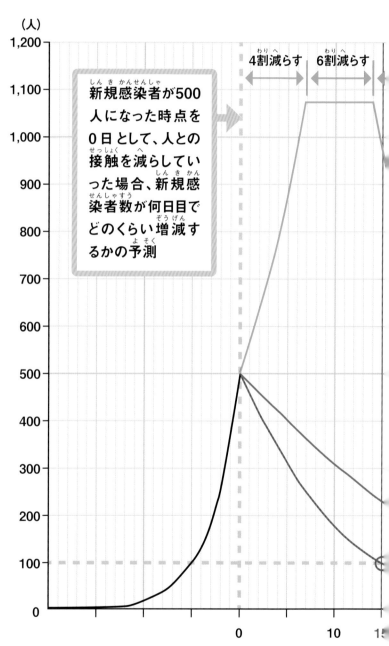

（人）

新規感染者が500人になった時点を0日として、人との接触を減らしていった場合、新規感染者数が何日目でどのくらい増減するかの予測

4割減らす　6割減らす

人との接触率と新規感染者数の予測

出典：クラスター対策班の資料（2020年4月発表）などを基に作成
※接触機会を減らした度合いと新規感染者数の推移を表している。

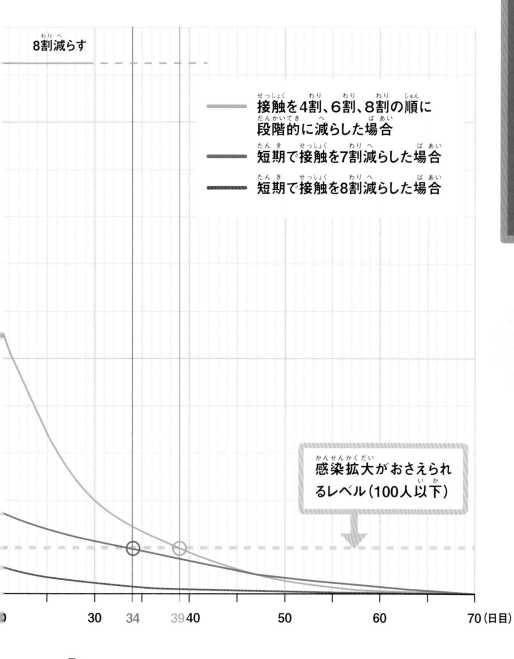

8割減らす

―― 接触を4割、6割、8割の順に段階的に減らした場合
―― 短期で接触を7割減らした場合
‥‥ 短期で接触を8割減らした場合

感染拡大がおさえられるレベル（100人以下）

30　34　39 40　　50　　60　　70（日目）

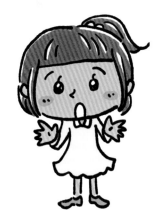

分せき・結論

★人との接触を4割、6割、8割と段階的に減らす場合、数値は7日間増え続ける。
★人との接触を4割、6割、8割と段階的に減らすより、短期で8割減らすほうが、24日も早く感染がおさえられると予測される。

感染拡大が
おさえられるレベルを
1日の新規感染者数で
100人と考えたのね

さらに！

2020年の緊急事態宣言後、人と人との接触を減らす不要不急の外出が、実際にどのくらい減ったのかを調べてみましょう。

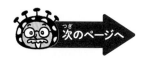

次のページへ

33

都心から人が減った

下は、東京都心の平日の昼間の人数が、緊急事態宣言が出される前とくらべて、どのくらい変わったかを色で表したものです。このデータはAI*を活用してスマートフォンアプリから位置情報などを集計して作ったものです。

2020年4月のデータでは、都心に向かうほど人数が減ったことをしめす青色、都心からはなれるほど人数が増えたことをしめす赤色が多くなっています。会社の多い都心の人数が減り、住宅の多い都心からはなれた場所の人数が増えていることから、都心に出かける人が減ったことがわかります。インターネットを使って家で仕事をするリモートワークがすすめられたことが影響していると考えられます。

10月になっても、赤色と青色の場所は変わりませんが、色がうすくなっているので、4月よりも平日に都心に行く人が増えたことがわかります。

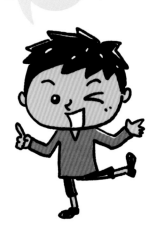

1月14日〜2月14日にくらべて、人数が減った場所の□が青色で、増えた場所の□が赤色になっているんだね

2020年4月

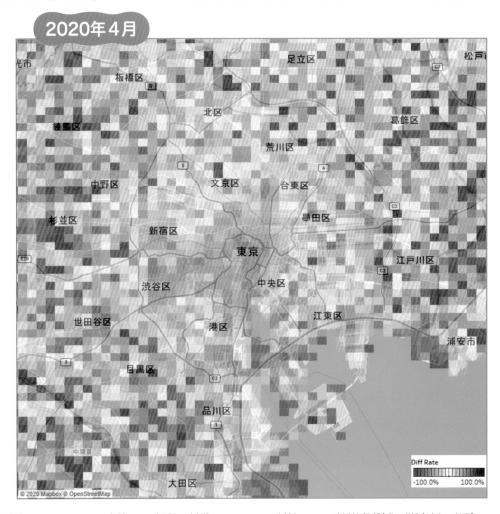

© 2020 Mapbox © OpenStreetMap

Diff Rate
-100.0%　　100.0%

---

*AI：人工知能のこと。「Artificial（人工的な）Intelligence（知能）」の略。人間の知的機能の代わりができるように作られた、コンピューターのソフトウエア・システム。

出典：「新型コロナウイルス拡散における感染症流行時の人流変化の解析」／Agoop（アグープ）より提供
※ □は500平方メートル。平日の15時台の人数を平常時（2020年1/14〜2/14）とくらべた増減率（Diff Rate）を、色のちがいで表したもの。

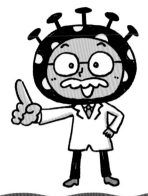

地図を区切るなどして、数値を□で表すデータをメッシュデータというよ

東京都心の平日の人数の増減率
～最初の緊急事態宣言前との比較～

2020年10月

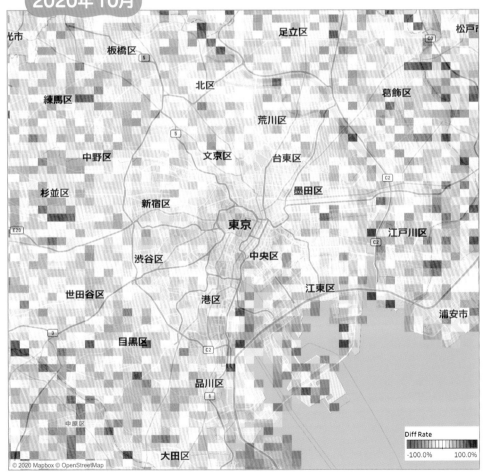

Diff Rate
-100.0%　100.0%

© 2020 Mapbox © OpenStreetMap

色のちがいで人数が増えた場所と減った場所がひと目でわかるね

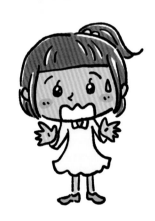

発展！

4月より都心に行く人が増えた10月の東京都の感染者数は、4月とくらべて増えているのかどうか調べてみましょう。

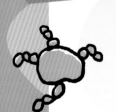

新型コロナウイルスは物に どのくらい残り続けるか？

新型コロナウイルスは高い温度に弱い!?

新型コロナウイルス感染症の流行で、マスクや衣類、店で売っている商品にウイルスがついたら、どのくらいウイルスは残るのか、気になったことがありませんか？　香港大学の研究チームは、「物の表面についた新型コロナウイルスは、どのくらいの時間、感染力を維持するのか」を調べて発表しました。

研究チームは、最初に新型コロナウイルスをふくむ液体を密閉容器に入れて、さまざまな温度で感染力のあるウイルスがどのくらい残るのかを調べました。室温4度のときには、14日経っても感染力はほとんど変わりませんでした。室温22度のときは14日後、37度では2日後、70度では5分後に感染力のあるウイルスはなくなりました。温度が低いほうがウイルスは安定して残ることがわかりました。

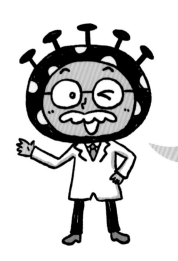

マスクは、ウイルスのついた本体を さわらないようにはずそう！

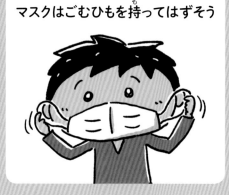

マスクはごむひもを持ってはずそう

❶ マスクは、本体にはさわらないように、ごむひもを持ってはずす。

❷ 不織布などの使い切りマスクはそのままごみ箱へ、ガーゼマスクはせんたく機などへ入れる。

❸ マスクをはずしたら、すぐ手を洗う。

物によってウイルスが残る時間はちがう

　研究チームが、次に調べたのは、新型コロナウイルスが物の表面についたとき、どのくらいの時間、感染力が続くのかということでした。

　ウイルスをいろいろな物につけて、0分後、30分後、3時間後、6時間後、1日後、2日後、4日後、7日後に、感染力のあるウイルスの数を調べました。コピー用紙やティッシュペーパーは、3時間後には感染力のあるウイルスは残っていませんでした。木材と布地は2日後、ガラスや紙幣は4日後、ステンレスとプラスチック

は7日後になくなりました。医療用マスク（サージカルマスク）では、マスクの内側は7日後になくなりましたが、外側は7日経っても感染力のあるウイルスが残っていました。このため、研究チームはマスクの外側をさわらないようにすることが大切だと呼びかけました。

　また、日常生活の中では、気温や湿度、換気状態、ウイルスの数などがそれぞれちがうので、ウイルスがついた物に軽くさわっても、必ずしも危険なわけではないといっています。

新型コロナウイルスの感染力が物の表面に残っている時間

🦠 感染力あり　✕ 感染力なし

	0分後	30分後	3時間後	6時間後	1日後	2日後	4日後	7日後
コピー用紙	🦠	🦠	✕	✕	✕	✕	✕	✕
ティッシュペーパー	🦠	🦠	✕	✕	✕	✕	✕	✕
木	🦠	🦠	🦠	🦠	🦠	✕	✕	✕
布	🦠	🦠	🦠	🦠	🦠	✕	✕	✕
ガラス	🦠	🦠	🦠	🦠	🦠	🦠	✕	✕
紙幣	🦠	🦠	🦠	🦠	🦠	🦠	✕	✕
ステンレス	🦠	🦠	🦠	🦠	🦠	🦠	🦠	✕
プラスチック	🦠	🦠	🦠	🦠	🦠	🦠	🦠	✕
サージカルマスク（内側）	🦠	🦠	🦠	🦠	🦠	🦠	🦠	✕
サージカルマスク（外側）	🦠	🦠	🦠	🦠	🦠	🦠	🦠	🦠

出典：Chin AWH, et al. Lancet Microbe. published online April 2, 2020.　※ 室温22度、湿度65％の環境。

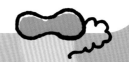

さくいん

監修　小林 寅喆　（こばやし いんてつ）

東邦大学看護学部感染制御学教授。1962年東京都生まれ。北里大学衛生科学専門学院卒業。東邦大学医学部微生物学教室研究生。保健学博士（北里大学）。東海大学医学部非常勤講師、国立国際医療センター研究員、三菱化学メディエンス化学療法研究部長、感染症検査部長を経て、2008年東邦大学医学部看護学科准教授、東邦大学大学院医学研究科准教授、2009年から同大学、大学院教授、2013年河南科技大学（中国河南省）兼任教授、現在に至る。著書に『はじめよう 看護の感染と防御』（ヴァンメディカル）などがある。

装丁・本文デザイン	：	倉科明敏（T.デザイン室）
表紙・本文イラスト	：	ふわこういちろう
編集制作	：	常松心平、小熊雅子（オフィス303）
協力	：	Agoop、札幌医大フロンティア研ゲノム医科学、東京学芸大学附属世田谷小学校
写真	：	アマナイメージズ、Getty Images

※この本に載っている情報は、2021年1月現在のものです。

知ることからはじめよう　感染症教室

5 データで見る 新型コロナウイルス

発　　行　2021年4月　第1刷

監　　修　小林寅喆
発 行 者　千葉 均
編　　集　小林真理菜
発 行 所　株式会社ポプラ社
　　　　　〒102-8519　東京都千代田区麹町4-2-6
　　　　　ホームページ　www.poplar.co.jp
印刷・製本　図書印刷株式会社

落丁・乱丁本はお取り替えいたします。電話（0120-666-553）または、ホームページ（www.poplar.co.jp）のお問い合わせ一覧よりご連絡ください。
※電話の受付時間は、月〜金曜日10時〜17時です（祝日・休日は除く）。

Printed in Japan　　ISBN978-4-591-16932-2 / N.D.C. 493 / 39P / 27cm　　　　P7224005

知ることからはじめよう
感染症教室

全**5**巻

監修：小林寅喆（東邦大学教授）

1 知ってふせごう 感染症の正体

2 人類VS感染症の歴史

3 感染症とたたかう仕事

4 感染症で考える モラルと人権

5 データで見る 新型コロナウイルス

- 小学校中学年 以上向き
- オールカラー
- A4変型判
- 各39ページ
- セットN.D.C.490
- 図書館用特別堅牢製本図書

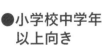